MÉMOIRE

SUR LES DENTS RACIFORMES

OU RACISUBÉRIQUES;

Nouvelle Méthode d'implanter les Dents a pivot, de les
faire tenir solidement dans les plus mauvaises racines, et
de faire cesser la carie du canal dentaire;

Suivi du Rapport et de l'Approbation de MM. les Membres du
Cercle médical de Paris.

PAR M. RICCI,

CHIRURGIEN ET PHARMACIEN-DENTISTE DE S. A. R. MGR. LE DUC
DE BERRY, ET DE S. M. L'EMPEREUR DE TOUTES LES RUSSIES.

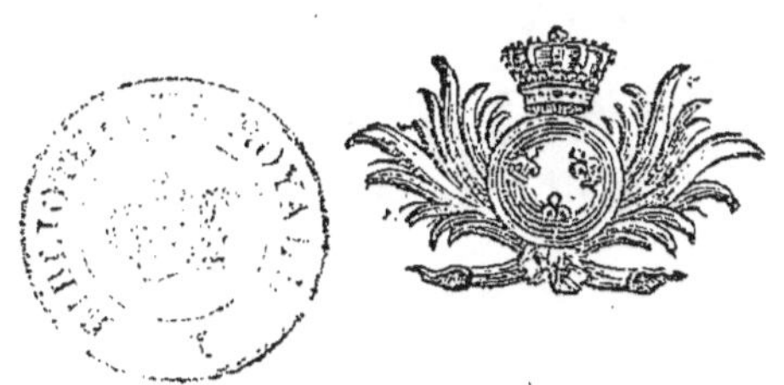

A PARIS,

CHEZ L. G. MICHAUD, IMPRIMEUR DU ROI,
RUE DES BONS-ENFANTS, N°. 34.
ET CHEZ L'AUTEUR, RUE DES FOSSÉS-MONTMARTRE, N°. 27.

M. DCCC. XVI.

MÉMOIRE

SUR LES DENTS RACIFORMES

OU RACISUBÉRIQUES;

Nouvelle Méthode d'implanter les Dents à pivot, de les faire tenir solidement dans les racines les plus mauvaises, et de faire cesser la carie du canal dentaire ; suivi du Rapport et de l'Approbation de MM. les Membres du Cercle médical de Paris.

La nécessité de remplacer les dents, dont la perte occasionne des obstacles à la mastication, à la prononciation, et détruit la symétrie de la bouche, avait été reconnue dès les beaux jours de l'ancienne Rome ; les ligatures en or et en soie étaient en usage du temps d'Hyppocrate : plus tard, on imagina de faire servir la racine des dents détruites à la fixation des dents artificielles ; un fil de métal, rivé dans une fausse dent, fut enté dans la cavité de cette racine. Ce procédé, désigné dans les auteurs sous le nom de *dent à tenon*, est mis journellement en pratique par les dentistes, et réussit toutes les fois que le trou de la racine ne présente qu'une petite ouverture. Par malheur, cette circonstance favorable est rare, parce que les pivots concourent à l'agrandir ; souvent même elle offre une très grande dimension, quand on veut y placer une dent pour la première fois : cela arrive lorsque la carie, après avoir détruit la couronne des dents que l'artiste se propose de remplacer, a pénétré jusqu'au canal dentaire, et attaqué la substance même de la racine ; abandonnée à elle-même, elle ne borne pas là ses progrès ; elle en corrode et fait tomber par fragments les parois ; peut même s'étendre jusqu'aux alvéoles, se propager au corps des os maxillaires, et produire les plus grands désordres.

Par ce simple exposé, l'on peut conjecturer d'avance que l'introduction dans cette partie, d'un corps étranger, comme le pivot, ne ralentira pas la marche de la maladie ; mais, au contraire, que la destruction sera plus prompte en raison de la quantité plus ou moins grande de fil, de coton, de soie, ou autre matière semblable, susceptible d'altération, dont on aura été forcé de se servir, pour assurer la solidité de la dent. En outre, la cavité des racines présente constamment une ouverture ovale, transversale ou horizontale à l'axe de la racine, selon la classe des dents à laquelle elles appartiennent; or, comme malgré les soins les plus minutieux, il est impossible au dentiste de garnir avec du fil ou de la soie le pivot de telle manière qu'il n'existe plus d'intervalle entre lui et les parois de la racine, les fluides de la bouche et les parcelles d'aliments peuvent s'y introduire, et, par leur séjour prolongé, devenir pour ces parties une cause active de destruction et de carie par leurs qualités corrosives.

Nous remarquons ici que l'artiste peut bien rectifier avec un équarrissoir les inégalités de cette ouverture, mais qu'il ne doit jamais se permettre de la rendre parfaitement ronde, s'il ne veut pas en détruire la plus grande partie, et en abréger la durée de plusieurs années.

Les dentistes ont l'expérience que les dents à pivot s'ébranlent tous les cinq ou six mois, et que chaque fois l'on est dans la nécessité d'augmenter la quantité de fil ou de soie qui les garnit; mais cette espèce de tamponage, avec des substances dont nous venons tout-à-l'heure d'exposer les inconvénients, loin de donner à la dent toute la solidité convenable, ne cesse d'entretenir, dans l'intérieur de la bouche, une odeur méphitique insupportable; de plus, la fausse dent elle-même, attaquée par ces principes délétères, s'amollit, se corrompt, et l'on se voit obligé de la changer autant par sa propre altération, que par l'agrandissement du trou dans lequel elle est rivée. Toutefois, dans l'impossibilité de faire mieux, les dentistes, pour conserver les avantages des pivots, se servent encore de la méthode ancienne.

Il est quelques hommes cependant qui ont cherché à corriger ces défauts si grands et si sensibles. Le célèbre Fauchard propose un mastic de gomme laque, de térébenthine et de corail blanc. Bourdet fit usage du plomb, croyant qu'en oblitérant complètement la cavité de la racine, il pourrait arrêter les progrès de la carie, et empêcher la mauvaise odeur. Il pratiquait ensuite un trou dans ce bouchon métallique, et y plaçait ses dents à tenon ; mais ce procédé ne remédiait nullement au méphitisme, n'offrait pas même de solidité, et avait un inconvénient de plus, celui de noircir les dents qu'il substituait. Obligé de rejeter une méthode aussi vicieuse, d'autres dentistes proposèrent la cire blanche : substance trop molle, maintenue dans un état de fluidité par la seule chaleur de la cavité buccale, et que son mélange avec les résines ne peut rendre assez consistante pour affermir les pivots.

Faut-il ici réfuter sérieusement la méthode

des racines à globe de Maggiolo? Un homme d'un esprit judicieux pourrait-il admettre que l'alvéole se resserre sur un corps métallique? et d'ailleurs la nature ne ferait-elle pas des efforts pour expulser des corps étrangers, cause d'une foule d'incommodités graves, et d'une fonte suppuratoire dont il serait peut-être impossible d'arrêter les progrès ultérieurs. Les dents, dites à cliquet, laissent échapper moins d'odeur; mais le canon du pivot — ressort, offre les mêmes inconvénients que les tenons ordinaires. La solution continuelle des racines détruit sa solidité au point de tomber avec le cliquet et la fausse dent. Ce procédé, fréquemment éprouvé sans succès, n'est plus, depuis long-temps, regardé par tous les dentistes que comme une invention curieuse, mais inutile.

M. Laforgue, parmi tous nos confrères, est peut-être celui qui est parvenu le plus près du but, sans toutefois l'atteindre. Il a imaginé de remplir la cavité de la racine avec du bois. Il assure en avoir obtenu du succès; mais ce procédé présente à peu près les mêmes inconvénients que le pivot métallique garni de fil ou de soie, puisque le bois est susceptible de contracter de l'odeur, que les interstices ne peuvent être oblitérés qu'imparfaitement de cette manière; et qu'enfin, lorsque les racines sont dans un état de carie très avancé, l'on s'expose à en faire éclater les parois, principalement quand on emploie pour cet usage des substances osseuses, ainsi que d'autres de nos confrères l'ont imaginé. Bien convaincu de la nécessité d'arrêter les progrès de la carie des racines par toute autre méthode que celles que nous venons d'exposer, et de trouver un moyen qui réunit et la solidité des dents à pivot, et l'avantage de faire servir les plus mauvaises racines, des dents tombées, au soutien de celles qui les remplacent, sans recourir aux dents voisines pour y placer des ligatures; nous avons tourné vers cette partie de notre art toutes nos réflexions et nos recherches pendant plusieurs années. Il est inutile de dire qu'un grand nombre de nos essais furent infructueux; que, quelques uns, plus satisfaisants sous le rapport de la solidité, n'empêchaient pas, après quelque temps, le retour des exhalaisons méphitiques qui altéraient l'haleine de nos malades, et qu'ainsi rebuté par mille épreuves, nous cessions en quelque sorte nos recherches, lorsqu'une personne, à laquelle nous nous intéressions vivement, s'adressa à nous pour une racine très fétide et très avancée dans sa carie.

Après un examen très attentif des parties,

nous fûmes convaincus, 1°. que les racines des
dents qui ont porté des pivots, offrent, dès la
première année, une déperdition de substance
assez considérable ; 2°. que presque toujours la
carie a détruit la partie inférieure des racines,
de sorte qu'elles ont une ouverture très grande ;
3°. que souvent toute leur base est dévorée ;
4°. qu'enfin leur profondeur varie, puisqu'il
est des cas où elle pénètre jusqu'à l'extrémité
de la racine, en présentant une cavité conique
dans laquelle on ne peut rien faire tenir. A la
vérité, dans le plus grand nombre, la carie
n'attaque que la partie inférieure des racines
qui offrent encore dans la partie supérieure un
canal étroit susceptible de pouvoir retenir le
pivot ; mais cet état n'étant que passager, il eût
été peu convenable d'en faire la base d'une
nouvelle théorie ; nous avons cru devoir plutôt
la fonder sur le cas le plus fâcheux, puisqu'à
plus forte raison elle s'appliquera aux circonstances plus favorables. D'après ces observa-
tions, nous conclûmes, que quel que soit l'état
de la racine, il est constant que le but vers lequel on doit diriger ses efforts, est de faire
cesser l'action destructive de la carie : c'est à
quoi nous sommes parvenus ; mais il nous fal-
lait ensuite trouver une substance indécompo-
sable aux fluides, et qui ne pût éprouver d'alté-

ration pendant son séjour dans la cavité buccale, afin de remplir le canal dentaire et
d'établir nos substitutions. Celle que nous ju-
geâmes convenable, nous parut d'abord d'un
emploi impraticable. Cependant, ses propriétés
ne pouvant être remplacées, nous parvînmes,
par des procédés chimiques et mécaniques, à
obtenir des résultats si satisfaisants, que ne
pouvant, dès la première épreuve, arracher
nos fausses dents de la cavité où nous les avions
établies, nous les nommâmes *raciformes*. En
effet, quelle dénomination pouvait mieux ap-
partenir à une invention aussi délicate que
compliquée, par laquelle, sans causer aucune
douleur, on intercalle une nouvelle racine dans
une autre, de manière qu'elle paraît en quelque sorte y faire corps, et ne peut plus en être
séparée.

Nos dents raciformes réunissent des avantages déjà soumis à une pratique de quatre années ; ils nous assurent, entre autres, que jamais la plus légère odeur n'a incommodé les
personnes qui les portent. Ce qui le prouve,
c'est que l'ancienne méthode des dents à pivot augmente la carie, et que la nôtre, sur
l'instant, la fait cesser ; qu'ainsi nous préser-
vons les malades des affections fluctionnaires
auxquelles ils étaient sujets. Toute singulière

que paraisse cette assertion, on n'en sera point surpris si l'on remarque que la carie osseuse produit une sécrétion de fluides âcres et corrosifs; que cette suppuration irrite les parties voisines avec lesquelles elle se trouve en contact ; que le périoste alvéolaire en est spécialement affecté ; et que l'inflammation de cette membrane occasionne des fluxions, des abcès, des fistules , et mille accidents de cette nature. Or, notre procédé détruisant la carie des racines, il n'y a plus de suppuration, plus de stimulant caustique sur les parties molles, ét conséquemment plus de fluxions à redouter. C'est ce que l'expérience, plus forte que le raisonnement, nous a prouvé.

Notre méthode peut servir à remplacer plusieurs dents les unes à côté des autres ; mais il faut qu'elles soient placées séparément, attendu que les racines sont divergentes à leur extrémité , et que cette disposition empêche les raciformes d'y pénétrer. Cependant on peut également appliquer notre procédé à des pièces qui réunissent plusieurs dents ; mais alors il ne faut employer qu'une seule racine et oblitérer toutes les autres, afin d'empêcher les progrès de la carie et la mauvaise odeur.

Les dents osseuses de toute espèce peuvent être employées avec nos raciformes , lorsqu'elles sont bien ajustées sur les racines ; leurs bases ne peuvent éprouver d'altération , parce qu'elles les conservent dans la plus parfaite intégrité. Nous ne pouvons nier cependant que les dents de porcelaine , dites de composition, mériteraient une préférence , parce que leur incorruptibilité et leur durée les mettent plus parfaitement en rapport avec notre invention. Occupés depuis quelque temps à perfectionner cette nouvelle branche de l'art , nous prévenons que nous avons réussi à assortir toutes les nuances osseuses de manière à rivaliser et à imiter les dents humaines. Certains de l'utilité de ce choix, nous sommes assurés que l'invention des dents raciformes deviendra la source d'une foule d'autres innovations heureuses dans l'art du dentiste. Par elle l'on pourra remplacer , sans mauvaise odeur , et avec bien plus de solidité qu'autrefois, les dents qui manquent , sans recourir à aucune espèce de ligature. Leur durée, beaucoup plus longue que celle des pivots ordinaires , ne saurait être mise en doute d'après nos épreuves multipliées sur le sujet et sur les pièces que nous avons soumis à l'examen des commissaires nommés par MM. les membres du Cercle médical , auquel M. Miel, notre confrère , était présent. Afin de lui donner des preuves particulières de notre estime , nous prévenons qu'il est le seul avec lequel nous avons eu des communications essentielles, qui l'ont instruit sur le choix et la variété de nos procédés ; qu'en conséquence, nous ne pouvons avouer que lui, pour en faire sagement l'application dans toutes les circonstances.

Extrait du rapport fait au Cercle médical, dans la séance du 6 août 1816, sur l'invention des dents raciformes ou racisubériques.

« Messieurs,

» Après avoir rendu compte d'un Mémoire
» de M. Ricci sur une nouvelle méthode d'im-
» planter les dents dites à pivot, il restait en-
» core à vos commissaires à examiner les nou-
» velles dents artificielles, et à s'assurer de l'ef-
» fet qui en résulte. Ils se sont donc réunis chez
» M. Ricci, où ils ont trouvé M. Miel, dentiste,
» qui a fait, conjointement avec eux, les expé-
» riences convenables. Ils ont mis la racine de
» la dent artificielle dans un étau, et faisant ef-
» fort avec une forte pince, sur la dent, afin
» d'extraire le pivot implanté dans cette racine,
» ils n'y sont parvenus qu'avec peine ; plusieurs
» fois l'instrument a échappé du collet de ces

» dents soumises à la même épreuve, sans que
» la substance *subérique*, introduite dans le
» canal dentaire, s'en soit séparée.

» Après ces tentatives, il ne s'agissait plus
» que de constater les bons effets de ces dents
» mises en place. M. Ricci a présenté à vos
» commissaires une jeune dame à laquelle il a
» placé, selon son procédé, il y a deux ans, la
» petite incisive du côté droit. Cette dent nous
» a offert la même solidité que celle de la na-
» ture ; nous avons pu essayer de l'ébranler
» dans la racine, sans qu'elle nous ait paru
» avoir le moindre mouvement ; enfin nous
» avons observé la même fermeté dans les deux
» grandes incisives, chez une dame de cin-
» quante et quelques années, qui porte l'une
» depuis 1813, et l'autre depuis un peu moins
» de temps. En effet, la solidité de cette es-
» pèce de dent doit être celle même de la ra-
» cine qui la reçoit, et avec laquelle elle ne
» semble plus faire qu'un tout.

» Le procédé de M. Ricci a donc paru à vos
» commissaires mériter l'attention la plus
» grande et toute votre approbation ; il leur a
» semblé réunir à la solidité, à la perfection de
» l'imitation de la nature, l'avantage d'être
» applicable à presque tous les cas : de plus,
» les raciformes, en bouchant hermétiquement

(15)

> la cavité de la racine qui les reçoit, s'opposent
> à ce que la moindre humidité s'y introduise,
> et y préviennent ainsi toute carie ultérieure.
> Ces dents ne peuvent donc, comme celles à
> pivot ordinaire, rendre l'haleine forte et
> produire ces fluxions habituelles, continuel-
> lement renouvelées par la carie qui ne cesse
> pas d'agir sur la racine servant à l'implan-
> tation de cette espèce de dents artificielles. >

Paris, le 6 août 1816.

Signé CHARDEL, CORNAC et ADAMUCCI.

En nous occupant de conjoindre nos raci-formes avec des dents incorruptibles, nous avons nécessairement été obligé de faire différentes préparations pour obtenir des nuances aussi variées que les vraies dents; ce travail, par suite de recherches et de perfectionnements, nous a si bien servi, que nous en avons de plus obtenu aujourd'hui un incarnat qu'on n'avait pu encore trouver, qui résiste à l'action du fluide salivaire, imite parfaitement les gencives, et favorise nos pièces et dentiers du plus bel effet.

Avant cela, la courte durée de l'hippopo-tame rendait l'entretien des rateliers si dispendieux, que nous avions déjà imaginé de ne plus nous en servir, et de remplacer cette substance par des matières d'or ou de platine; à cet effet, nos bases présentent, comme dans la nature, des alvéoles qui sont armés de plus ou moins de dents, et ornés de belles gencives: le tout incorruptible, d'une durée et d'une perfection qui surpassent, ou au moins qui rivalisent nos dents de composition.

Ne voulant rien laisser subsister d'imparfait dans notre art, nous nous ferons un plaisir de montrer nos dentiers alvéolaires à ceux de nos confrères qui désireront les connaître, espérant qu'ils approuveront nos procédés, et qu'ils cesseront d'employer des substances osseuses, corruptibles et insalubres, dont on n'a pu faire usage jusqu'ici que parce que l'art n'avait point encore obtenu l'ensemble et le choix des moyens qui nous sont connus, pour parvenir à des résultats plus utiles et plus avantageux.

FIN.